Gesundes Smoothie-Rezeptbuch

---

50 einfach zu befolgende Rezepte für mehr Gesundheit und Wohlbefinden

---

Ally Stewart

Rechtliches & Haftungsausschluss

Die in diesem Buch enthaltenen Informationen und sein Inhalt sind nicht dazu gedacht, irgendeine Form von medizinischer oder professioneller Beratung zu ersetzen oder an deren Stelle zu treten; und sie sind nicht dazu gedacht, die Notwendigkeit einer unabhängigen medizinischen, finanziellen, rechtlichen oder anderen professionellen Beratung oder Dienstleistung zu ersetzen, wie sie möglicherweise erforderlich ist. Der Inhalt und die Informationen in diesem Buch wurden ausschließlich zu Bildungs- und Unterhaltungszwecken bereitgestellt.

Die in diesem Buch enthaltenen Inhalte und Informationen wurden aus als zuverlässig erachteten Quellen zusammengestellt und sind nach bestem Wissen und Gewissen des Autors korrekt. Der Autor kann jedoch nicht für die Richtigkeit und Gültigkeit garantieren und kann nicht für etwaige Fehler und/oder Auslassungen haftbar gemacht werden. Darüber hinaus werden an diesem Buch regelmäßig Änderungen vorgenommen, wenn dies erforderlich ist. Wo es angemessen und/oder notwendig ist, müssen Sie einen Fachmann konsultieren (einschließlich, aber nicht beschränkt auf Ihren Arzt, Anwalt, Finanzberater oder einen anderen professionellen Berater), bevor Sie die in diesem Buch vorgeschlagenen Heilmittel, Techniken oder Informationen anwenden.

Mit der Verwendung der in diesem Buch enthaltenen Inhalte und Informationen erklären Sie sich damit einverstanden, den Autor von jeglichen Schäden, Kosten und Ausgaben, einschließlich eventueller Anwaltskosten, freizustellen, die sich aus der Anwendung der in diesem Buch enthaltenen Informationen ergeben könnten. Dieser Haftungsausschluss gilt für alle Verluste, Schäden oder Verletzungen, die durch die Nutzung und Anwendung, ob direkt oder indirekt, der vorgestellten Ratschläge oder Informationen verursacht werden, sei es aufgrund von Vertragsbruch, unerlaubter Handlung, Fahrlässigkeit, Körperverletzung, kriminellem Vorsatz oder aus einem anderen Grund.

Sie erklären sich damit einverstanden, alle Risiken bei der Verwendung der in diesem Buch enthaltenen Informationen zu übernehmen.

Sie erklären sich damit einverstanden, dass Sie durch die weitere Lektüre dieses Buches, wo es angebracht und/oder notwendig ist, einen Fachmann zu Rate ziehen (einschließlich, aber nicht beschränkt auf Ihren Arzt, Anwalt oder Finanzberater oder einen anderen Berater nach Bedarf), bevor Sie eines der vorgeschlagenen Heilmittel, Techniken oder Informationen in diesem Buch anwenden.

Inhaltsverzeichnis

Einführung

Smoothies sind eine großartige Möglichkeit, Ihre tägliche Dosis Obst und Gemüse zu bekommen, ohne dass Sie kochen oder eine ganze Frucht oder Gemüse essen müssen. Sie sind auch eine großartige Möglichkeit, einige Superfoods wie Chiasamen, Leinsamen, Maca-Pulver und andere Superfood-Pulver einzuschmuggeln. Smoothies sind köstlich, voller guter Nährstoffe und können im Handumdrehen zubereitet werden.

Smoothies sind unglaublich einfach zu machen, aber es gibt ein paar Tipps und Tricks, die Sie befolgen können, um sicherzustellen, dass Sie die besten Smoothies machen können. Als erstes sollten Sie sicherstellen, dass Ihr Mixer voll aufgeladen ist und eine scharfe Klinge hat.

Smoothies sind eine schnelle und einfache Möglichkeit, eine nahrhafte Mahlzeit in den Tag zu integrieren und den Kühlschrank zu entrümpeln. Ich empfehle, Smoothies in Chargen zuzubereiten und sie einzufrieren, damit sie schnell verfügbar sind. Dies ist eine großartige Möglichkeit, morgens Zeit zu sparen und sicherzustellen, dass Sie viele Ballaststoffe und Nährstoffe zu sich nehmen.

Gesunde Inhaltsstoffe

Einige der genialsten Inhaltsstoffe, die Sie kennen sollten, sind:

Macha

Die Maca-Wurzel stammt aus den hohen Bergen von Peru. Sie ist ein natürlicher Hormonausgleicher, der sowohl Männern als auch Frauen gesundheitliche Vorteile bietet und wird oft bei Fruchtbarkeitsproblemen, Sterilität und anderen sexuellen Störungen empfohlen. Es ist auch ein Libidoverstärker und hilft, Wechseljahrsbeschwerden und schmerzhafte Menstruationssymptome zu lindern. Es ist auch eine große Energiequelle; zusätzlich zur Unterstützung Ihres hormonellen Gleichgewichts, stellt es auch Ihre Nebennieren wieder her und verjüngt sie, um Ihre Energie und Ausdauer zu steigern.

KONNUSSÖL

Kokosnussöl besteht zu 90 Prozent aus rohem gesättigtem Fett und ist ein Baustein jeder Zelle im menschlichen Körper. Es enthält gesunde, heilende, mittelkettige Triglyceride (MCTs).

KOKONUSWASSER

Kokosnusswasser ist nicht nur steril, sondern hat auch das gleiche elektrolytische Gleichgewicht wie menschliches Blut. Mit anderen Worten, Kokosnusswasser zu trinken ist so, als würde man sich selbst eine Infusion geben. Tatsächlich benutzten Mediziner im Pazifischen Theater des Zweiten Weltkriegs Kokosnusswasser als Notfallersatz für Plasma bei Transfusionen. Ich liebe es, Kokosnusswasser nach einem guten Training zu trinken!

ROHHONIG

Ungefiltert und zu 100 Prozent rein verzehrt, ist Honig nicht nur antibakteriell, sondern auch *voller* Vitamine und Mineralien und ein wahrer Energiespender. Ein Drittel unserer gesamten Ernährung ist (direkt oder indirekt) von der Honigbiene und den Dutzenden von Pflanzen, die sie bestäubt, abhängig. Als Inhaltsstoff wirkt Honig reizlindernd im Mund- und Rachenraum, indem er einen Schutzfilm bildet, was ihn zu einem hervorragenden Hustenmittel macht. Honig kann auch in der Wundpflege eingesetzt werden: Seine antibakteriellen, antimykotischen und antioxidativen Eigenschaften machen ihn zu einem großartigen Mittel zur Behandlung von Wunden.

Interessanterweise, wenn Sie lokalen Honig verwenden, wird er wahrscheinlich Pollensporen enthalten, die von den Bienen von lokalen Pflanzen aufgenommen wurden, was wiederum eine kleine Anzahl lokaler Allergene in Ihr System einbringt. Dies kann Ihr Immunsystem aktivieren und mit der Zeit Ihre natürlichen Abwehrkräfte aufbauen.

TURMERIC

Dieses Gewürz ist in Indonesien als Heilwurzel beliebt. Es ist ein Blutreiniger und ist vorteilhaft für viele verschiedene gesundheitliche Bedingungen, die von Krebs bis Alzheimer-Krankheit, Hepatitis und mehr. Es gleicht den Blutzuckerspiegel aus und ist nützlich zur Linderung von Magenkrämpfen und Verdauungsstörungen. Gesundheitsstudien haben gezeigt, dass Kurkuma dreimal effektiver sein kann, um den Schmerz zu lindern als Aspirin.

WASSERMELON

Wassermelonen sind ein natürliches Diuretikum und eignen sich hervorragend zur Reinigung von Nieren und Blase. Reich an Vitamin A und Kalium, hat die Melone auch eine tonisierende Wirkung auf die Verdauung.

STRAWBERRIES

Erdbeeren sind ein mildes Diuretikum und ein natürliches Schmerzmittel - perfekt, um Schmerzen bei Überanstrengung auszuspülen.

CELERY

Sellerie hilft, den Heißhunger auf Süßes zu zügeln, und wirkt aufgrund seiner hohen Konzentration an basischen Mineralien (vor allem Natrium) beruhigend auf das Nervensystem.

RÜBEN

Rüben sind voll von alkalischen Mineralien wie Kalium und Kalzium und sind großartige Blut- und Leberreiniger. Sie helfen, die roten Blutkörperchen aufzubauen und sind voll von Beta-Carotin, Kalzium, Ballaststoffen, Folsäure, Eisen, Kalium, Eiweiß und den Vitaminen B6, C und K. Sie sind gut für die Heilung von Krebs, Herz-Kreislauf-Erkrankungen, Demenz, Bluthochdruck, Verstopfung und sind gesund für die Augen und Nerven.

ÄPFEL

Äpfel helfen bei der Regulierung der Verdauung und der Ausscheidung (dank des natürlichen Verdauungsenzyms Pepsin, das Äpfel enthalten) sowie bei der Senkung des Cholesterinspiegels und der Verbesserung der Mineralstoffaufnahme. Sie sind auch ein Darmregulator. Denken Sie daran, Ihre Äpfel an einem kühlen Ort zu lagern.

ORANGEN

Orangen sind reich an Vitamin C und Kalzium. Vergessen Sie nicht, den weißen Teil des Fleisches zu essen, der der Schale am nächsten ist - er enthält die Bioflavonoide, die die Aufnahme von Vitamin C durch den Körper verbessern.

Smoothies 1

Kokosnuss Spinat Smoothie

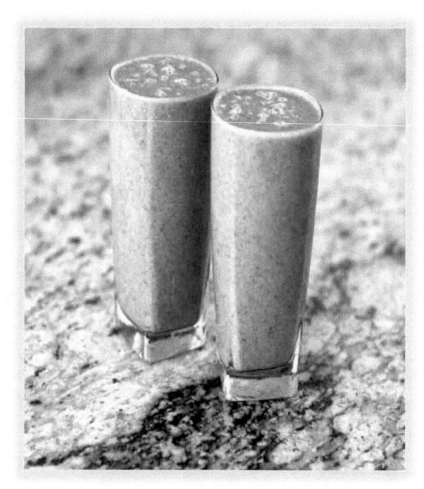

Zubereitungszeit: 5 Minuten

Kochzeit: 5 Minuten

Portionen: 2

Zutaten:

- 1 ¼ Tasse Kokosnussmilch
- 2 Eiswürfel
- 2 Esslöffel Chia-Samen
- 1 Messlöffel Protein-Pulver, vorzugsweise Vanille
- 1 Tasse Spin

Wegbeschreibung:

1. Geben Sie die Kokosmilch zusammen mit dem Spinat, den Chiasamen, dem Proteinpulver und den Eiswürfeln in einen Hochgeschwindigkeitsmixer.
2. Mixen Sie 2 Minuten lang, um einen glatten und saftigen Smoothie zu erhalten.
3. In einem Glas servieren und genießen.

Ernährung:

Kalorien: 251Kcal

Kohlenhydrate: 10.9g

Proteine: 20,3g

Fett: 15.1g

Natrium: 102mg

Hafer-Kaffee-Smoothie

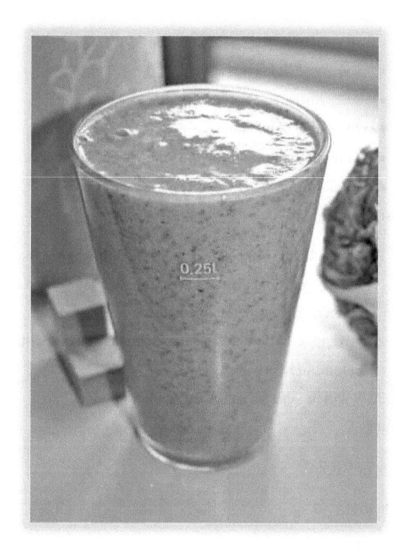

Zubereitungszeit: 5 Minuten

Kochzeit: 5 Minuten

Portionen: 2

Zutaten:

- 1 Tasse Hafer, ungekocht & geschrotet
- 2 Esslöffel Instant-Kaffee
- 3 Tasse Milch, entrahmt
- 2 Banane, gefroren & in Stücke geschnitten
- 2 Esslöffel Leinsamen, gemahlen

Wegbeschreibung:

1. Geben Sie alle Zutaten in einen Hochgeschwindigkeitsmixer und pürieren Sie sie 2 Minuten lang oder bis sie glatt und saftig sind.
2. Servieren und genießen.

Ernährung:

Kalorien: 251Kcal

Kohlenhydrate: 10.9g

Proteine: 20,3g

Fett: 15.1g

Natrium: 102mg

Veggie-Smoothie

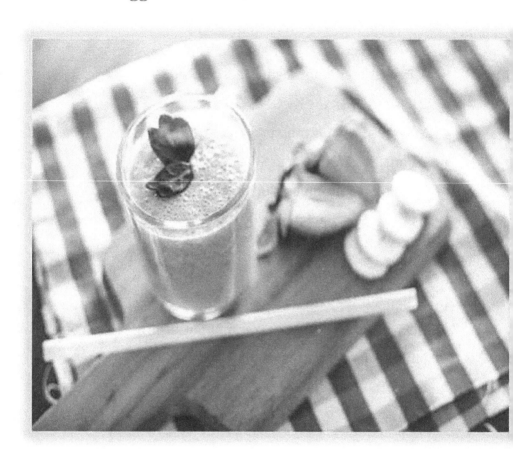

Zubereitungszeit: 5 Minuten

Kochzeit: 5 Minuten

Portionen: 1

Zutaten:

- ¼ von 1 roten Paprika, in Scheiben geschnitten
- 1/2 Esslöffel Kokosnussöl
- 1 Tasse Mandelmilch, ungesüßt
- ¼ Teelöffel Kurkuma
- 4 Erdbeeren, zerkleinert
- Prise Zimt
- 1/2 von 1 Banane, vorzugsweise gefroren

Wegbeschreibung:

1. Kombinieren Sie alle für den Smoothie benötigten Zutaten in einem Hochgeschwindigkeitsmixer.
2. Mixen Sie 3 Minuten lang, um eine glatte und seidige Mischung zu erhalten.
3. Servieren und genießen.

Ernährung:

Kalorien: 169cal

Kohlenhydrate: 17g

Proteine: 2,3g

Fett: 9.8g

Natrium: 162mg

Avocado-Smoothie

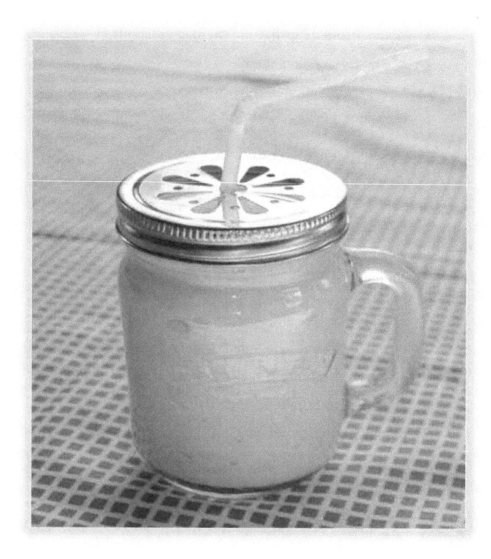

Zubereitungszeit: 10 Minuten

Kochzeit: 0 Minuten

Portionen: 2

Zutaten:

- 1 Avocado, reif & entkernt
- 2 Tassen Baby Spinat
- 2 Tassen Wasser
- 1 Tasse Baby Grünkohl
- 1 Esslöffel Zitronensaft
- 2 Zweige Minze
- 1/2 Tasse Eiswürfel

Wegbeschreibung:

1. Geben Sie alle für den Smoothie benötigten Zutaten in einen Hochgeschwindigkeitsmixer und pürieren Sie sie, bis sie glatt sind.
2. In ein Servierglas umfüllen und genießen.

Ernährung:

Kalorien: 214cal

Kohlenhydrate: 15g

Proteine: 2g

Fett: 17g

Natrium: 25mg

Orange-Karotten-Smoothie

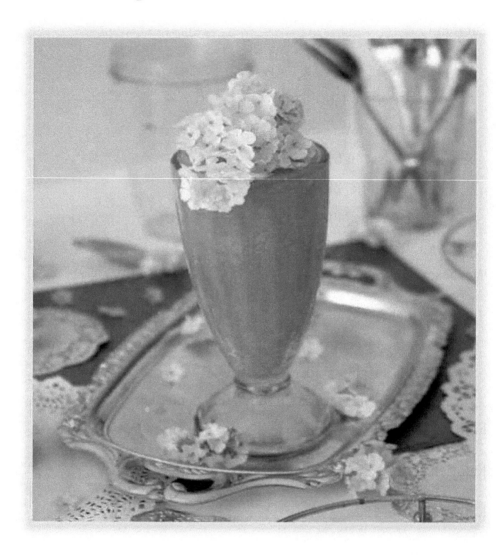

Zubereitungszeit: 5 Minuten

Kochzeit: 0 Minuten

Portionen: 1

Zutaten:

- 1 1/2 Tassen Mandelmilch
- ¼ Tasse Blumenkohl, blanchiert & gefroren
- 1 Orange
- 1 Esslöffel Leinsamen
- 1/3 Tasse Karotte, gerieben
- 1 Teelöffel Vanilleextrakt

Wegbeschreibung:

1. Geben Sie alle Zutaten in einen Hochgeschwindigkeitsmixer und pürieren Sie sie 2 Minuten lang oder bis Sie die gewünschte Konsistenz erreicht haben.
2. In ein Servierglas umfüllen und genießen.

Ernährung:

Kalorien: 216cal

Kohlenhydrate: 10g

Proteine: 15g

Fett: 7g

Brombeer-Smoothie

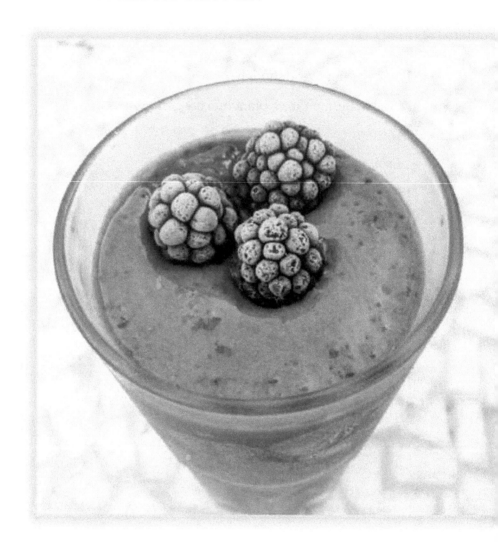

Zubereitungszeit: 5 Minuten

Kochzeit: 0 Minuten

Portionen: 1

Zutaten:

- 1 1/2 Tassen Mandelmilch
- ¼ Tasse Blumenkohl, blanchiert & gefroren
- 1 Orange
- 1 Esslöffel Leinsamen
- 1/3 Tasse Karotte, gerieben
- 1 Teelöffel Vanilleextrakt

Wegbeschreibung:

1. Geben Sie alle Zutaten für den Brombeer-Smoothie in einen Hochgeschwindigkeitsmixer und pürieren Sie sie 2 Minuten lang, bis Sie eine glatte Masse erhalten.
2. In ein Servierglas umfüllen und genießen.

Ernährung:

Kalorien: 275cal

Kohlenhydrate: 9g

Proteine: 11g

Fett: 17g

Natrium: 73mg

Key Lime Pie Smoothie

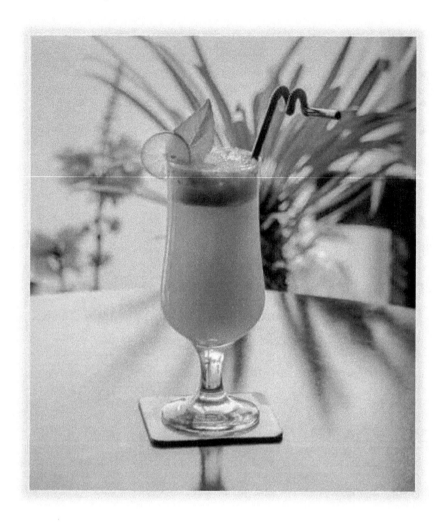

Zubereitungszeit: 5 Minuten

Kochzeit: 0 Minuten

Portionen: 1

Zutaten:

- 1/2 Tasse Hüttenkäse
- 1 Esslöffel Süßstoff Ihrer Wahl
- 1/2 Tasse Wasser
- 1/2 Tasse Spinat
- 1 Esslöffel Limettensaft
- 1 Tasse Eiswürfel

Wegbeschreibung:

1. Geben Sie die Zutaten in einen Hochgeschwindigkeitsmixer und pürieren Sie sie, bis sie seidenweich sind.
2. In ein Servierglas umfüllen und genießen.

Ernährung:

Kalorien: 180cal

Kohlenhydrate: 7g

Proteine: 36g

Fett: 1g

Natrium: 35mg

Zimtschnecken-Smoothie

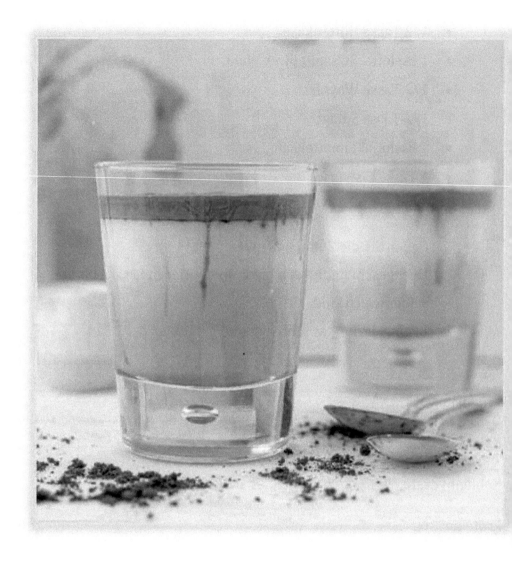

Zubereitungszeit: 5 Minuten

Kochzeit: 0 Minuten

Portionen: 1

Zutaten:

- 1 Teelöffel Flachsmehl oder Haferflocken, falls gewünscht
- 1 Tasse Mandelmilch
- 1/2 Teelöffel Zimt
- 2 Esslöffel Protein-Pulver
- 1 Tasse Eis
- ¼ Teelöffel Vanilleextrakt
- 4 Teelöffel Süßstoff Ihrer Wahl

Wegbeschreibung:

1. Gießen Sie die Milch in den Mixer, gefolgt von dem Proteinpulver, dem Süßstoff, dem Flachsmehl, dem Zimt, dem Vanilleextrakt und dem Eis.
2. Blenden Sie 40 Sekunden lang oder bis zur Glätte.
3. Servieren und genießen.

Ernährung:

Kalorien: 145cal

Kohlenhydrate: 1.6g

Proteine: 26,5g

Fett: 3.25g

Erdbeer-Käsekuchen-Smoothie

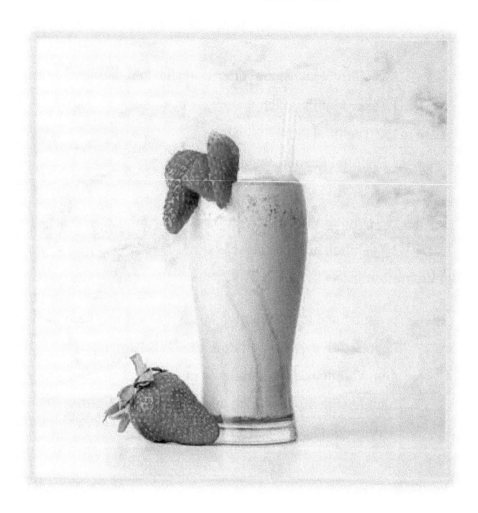

Zubereitungszeit: 5 Minuten

Kochzeit: 0 Minuten

Portionen: 1

Zutaten:

- ¼ Tasse Sojamilch, ungesüßt
- 1/2 Tasse Hüttenkäse, fettarm
- 1/2 Teelöffel Vanilleextrakt
- 2 oz. Frischkäse
- 1 Tasse Eiswürfel
- 1/2 Tasse Erdbeeren
- 4 Esslöffel kohlenhydratarmer Süßstoff Ihrer Wahl

Wegbeschreibung:

1. Geben Sie alle Zutaten für die Zubereitung des Erdbeer-Käsekuchen-Smoothies in einen Hochgeschwindigkeitsmixer, bis Sie die gewünschte glatte Konsistenz erhalten.
2. Servieren und genießen.

Ernährung:

Kalorien: 347cal

Kohlenhydrate: 10.05g

Proteine: 17,5g

Fett: 24g

Erdnussbutter-Bananen-Smoothie

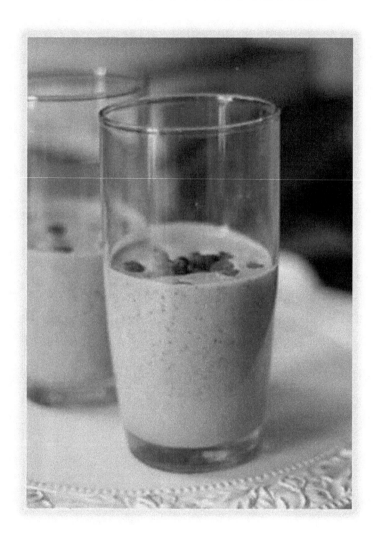

Zubereitungszeit: 5 Minuten

Kochzeit: 2 Minuten

Portionen: 1

Zutaten:

- ¼ Tasse griechischer Joghurt, normal
- 1/2 Esslöffel Chia-Samen
- 1/2 Tasse Eiswürfel
- 1/2 von 1 Banane
- 1/2 Tasse Wasser
- 1 Esslöffel Erdnussbutter

Wegbeschreibung:

1. Geben Sie alle für den Smoothie benötigten Zutaten in einen Hochgeschwindigkeitsmixer und pürieren Sie sie, bis eine glatte und saftige Mischung entsteht.
2. Füllen Sie den Smoothie in ein Servierglas um und genießen Sie ihn.

Ernährung:

Kalorien: 202cal

Kohlenhydrate: 14g

Proteine: 10g

Fett: 9g

Natrium: 30mg

Avocado-Kurkuma-Smoothie

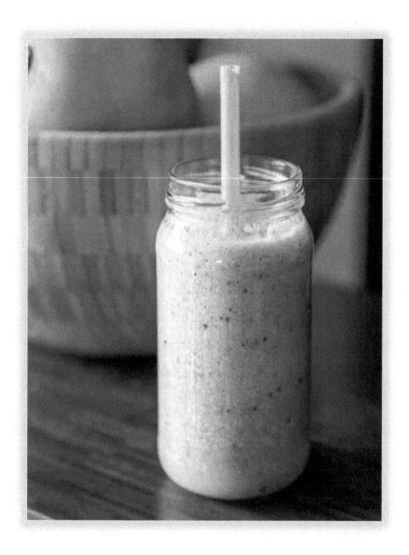

Zubereitungszeit: 5 Minuten

Kochzeit: 2 Minuten

Portionen: 1

Zutaten:

- 1/2 von 1 Avocado
- 1 Tasse Eis, zerkleinert
- ¾ Tasse Kokosnussmilch, vollfett
- 1 Teelöffel Zitronensaft
- ¼ Tasse Mandelmilch
- 1/2 Teelöffel Kurkuma
- 1 Teelöffel Ingwer, frisch gerieben

Wegbeschreibung:

1. Geben Sie alle Zutaten außer dem zerstoßenen Eis in einen Hochgeschwindigkeitsmixer und pürieren Sie sie 2 bis 3 Minuten lang oder bis sie glatt sind.
2. In ein Servierglas umfüllen und genießen.

Ernährung:

Kalorien: 232cal

Kohlenhydrate: 4.1g

Proteine: 1,7g

Fett: 22.4g

Natrium: 25mg

Einfacher Blaubeer-Smoothie

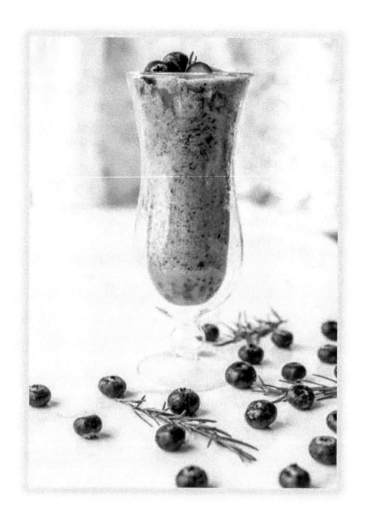

Zubereitungszeit: 5 Minuten

Kochzeit: 2 Minuten

Portionen: 2

Zutaten:

- 1 Esslöffel Zitronensaft
- 1 ¾ Tasse Kokosnussmilch, vollfett
- 1/2 Teelöffel Vanilleextrakt
- 3 oz. Heidelbeeren, gefroren

Wegbeschreibung:

1. Geben Sie Kokosmilch, Blaubeeren, Zitronensaft und Vanilleextrakt in einen Hochgeschwindigkeitsmixer.
2. Mixen Sie 2 Minuten lang, um einen glatten und saftigen Smoothie zu erhalten.
3. Servieren und genießen.

Ernährung:

Kalorien: 417cal

Kohlenhydrate: 9g

Proteine: 4g

Fett: 43g

Natrium: 35mg

Matcha Grüner Smoothie

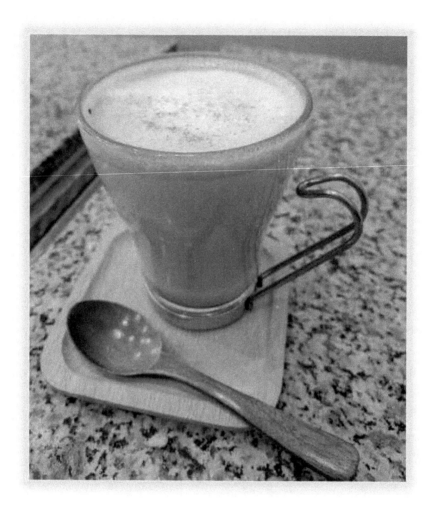

Zubereitungszeit: 5 Minuten

Kochzeit: 2 Minuten

Portionen: 2

Zutaten:

- ¼ Tasse schwere Schlagsahne
- 1/2 Teelöffel Vanilleextrakt
- 1 Teelöffel Matcha-Grüntee-Pulver
- 2 Esslöffel Protein-Pulver
- 1 Esslöffel Heißwasser
- 1 ¼ Tasse Mandelmilch, ungesüßt
- 1/2 von 1 Avocado, mittelgroß

Wegbeschreibung:

1. Geben Sie alle Zutaten für ein bis zwei Minuten in den Hochleistungsmixer.
2. Servieren und genießen.

Ernährung:

Kalorien: 229cal

Kohlenhydrate: 1.5g

Proteine: 14,1g

Fett: 43g

Natrium: 35mg

Matcha Grüner Saft

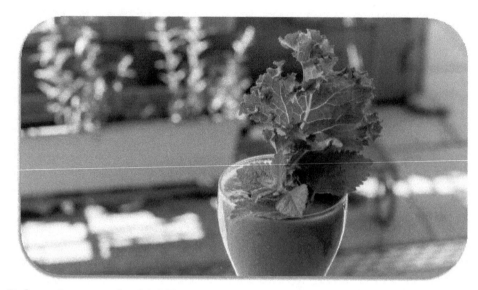

Zubereitungszeit: 10 Minuten

Kochzeit: 0 Minuten

Portionen: 2

Zutaten:

- 5 Unzen frischer Grünkohl
- 2 Unzen frischer Rucola
- ¼ Tasse frische Petersilie
- 4 Stangen Staudensellerie
- 1 grüner Apfel, entkernt und zerkleinert
- 1 (1-Zoll) Stück frischer Ingwer, geschält

- 1 Zitrone, geschält
- ½ Teelöffel Matcha Grüner Tee

Wegbeschreibung

Geben Sie alle Zutaten in einen Entsafter und entsaften Sie den Saft nach der vom Hersteller angegebenen Methode.

In 2 Gläser gießen und sofort servieren.

Ernährung:

Kalorien: 113,

Natrium: 22 mg,

Ballaststoffe: 1,2 g,

Fett gesamt: 2,1 g,

Kohlenhydrate gesamt: 12,3 g,

Eiweiß: 1,3 g.

Sellerie-Saft

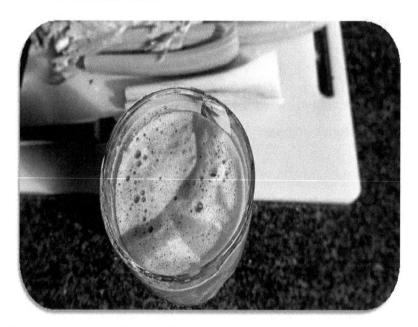

Zubereitungszeit: 10 Minuten

Kochzeit: 0 Minuten

Portionen: 2

Zutaten:

- 8 Staudenselleriestangen mit Blättern
- 2 Esslöffel frischer Ingwer, geschält
- 1 Zitrone, geschält
- ½ Tasse gefiltertes Wasser
- Prise Salz

Anweisungen

Geben Sie alle Zutaten in einen Mixer und pulsieren Sie, bis sie gut kombiniert sind.

Den Saft durch ein feinmaschiges Sieb abseihen und in 2 Gläser füllen.

Sofort servieren.

Ernährung:

Kalorien: 32,

Natrium: 21 mg,

Ballaststoffe: 1,4 g,

Fett gesamt: 1,1 g,

Kohlenhydrate gesamt: 1,3 g,

Eiweiß: 1,2 g.

Grünkohl & Orangensaft

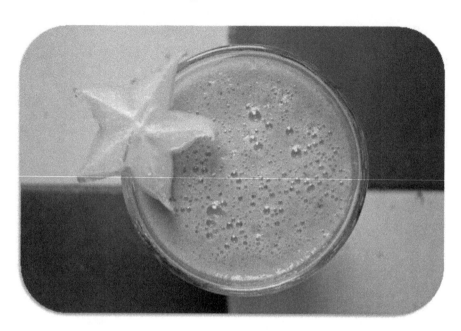

Zubereitungszeit: 10 Minuten

Kochzeit: 0 Minuten

Portionen: 2

Zutaten:

- 5 große Orangen, geschält
- 2 Bunde frischer Grünkohl

Wegbeschreibung

Geben Sie alle Zutaten in einen Entsafter und entsaften Sie den Saft nach der vom Hersteller angegebenen Methode.

In zwei Gläser gießen und sofort servieren.

Ernährung:

Kalorien: 315,

Natrium: 34 mg,

Ballaststoffe: 1,3 g,

Fett gesamt: 4,1 g,

Kohlenhydrate gesamt: 14,3 g,

Eiweiß: 1,2 g.

Apfel & Gurkensaft

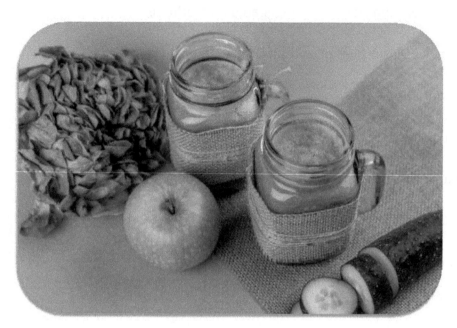

Zubereitungszeit: 10 Minuten

Kochzeit: 0 Minuten

Portionen: 2

Zutaten:

- 3 große Äpfel, entkernt und in Scheiben geschnitten
- 2 große Salatgurken, in Scheiben geschnitten
- 4 Stangen Staudensellerie
- 1 (1-Zoll) Stück frischer Ingwer, geschält
- 1 Zitrone, geschält

Wegbeschreibung

Geben Sie alle Zutaten in einen Entsafter und entsaften Sie den Saft nach der vom Hersteller angegebenen Methode.

In 2 Gläser gießen und sofort servieren.

Ernährung:

Kalorien: 230,

Natrium: 31 mg,

Ballaststoffe: 1,3 g,

Fett gesamt: 2,1 g,

Kohlenhydrate gesamt: 1,3 g,

Eiweiß: 1,2 g.

Zitronengrüner Saft

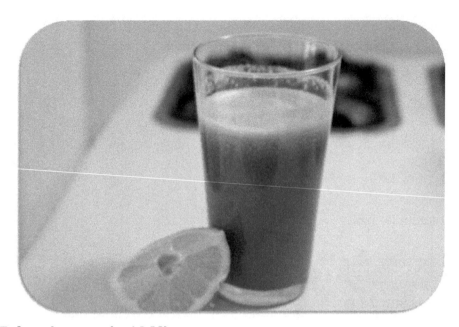

Zubereitungszeit: 10 Minuten

Kochzeit: 0 Minuten

Portionen: 2

Zutaten:

- 2 große grüne Äpfel, entkernt und in Scheiben geschnitten
- 4 Tassen frische Grünkohlblätter
- 4 Esslöffel frische Petersilienblätter
- 1 Esslöffel frischer Ingwer, geschält
- 1 Zitrone, geschält

- ½ Tasse gefiltertes Wasser
- Prise Salz

Wegbeschreibung

Geben Sie alle Zutaten in einen Mixer und pulsieren Sie, bis sie gut kombiniert sind.

Den Saft durch ein feinmaschiges Sieb abseihen und in 2 Gläser füllen.

Sofort servieren.

Ernährung:

Kalorien: 196,

Natrium: 21 mg,

Ballaststoffe: 1,4 g,

Fett gesamt: 1,1 g,

Kohlenhydrate gesamt: 1,6 g,

Eiweiß: 1,5 g

Gefrorener Joghurt mit Erdbeeren

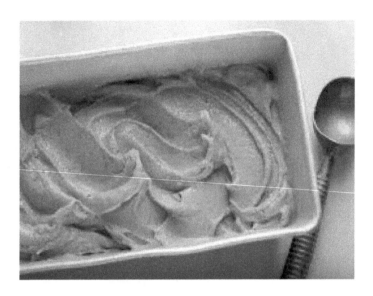

Zubereitungszeit: 10 Minuten

Kochzeit: 15 Minuten

Portionen: 4

Zutaten:

- 15 Unzen Naturjoghurt
- 6 Unzen Erdbeeren
- Saft von 1 Orange
- 1 Esslöffel Honig

Wegbeschreibung:

Geben Sie die Erdbeeren und den Orangensaft in eine Küchenmaschine oder einen Mixer und pürieren Sie sie, bis sie glatt sind. Drücken Sie die Mischung durch ein Sieb in eine große Schüssel, um die Kerne zu entfernen. Rühren Sie den Honig und den Joghurt ein. Geben Sie die Mischung in eine Eismaschine und folgen Sie den Anweisungen des Herstellers. Alternativ können Sie die Mischung in einen Behälter füllen und für 1 Stunde in den Kühlschrank stellen. Verwenden Sie eine Gabel, um es zu verquirlen und Eiskristalle aufzubrechen, und frieren Sie es für 2 Stunden ein.

Ernährung:

Kalorien: 238,

Natrium: 33 mg,

Ballaststoffe: 1,4 g,

Fett gesamt: 1,8 g,

Kohlenhydrate gesamt: 12,3 g,

Eiweiß: 1,3 g

Beeren-Soja-Joghurt-Parfait

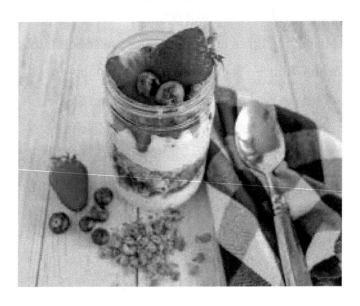

Zubereitungszeit: 2-4 Minuten

Kochzeit: 0 Minute

Portionen: 1

Zutaten:

- Eine Packung Sojajoghurt mit Vanillekulturen
- 1/4 Tasse Müsli (glutenfrei)
- 1 Tasse Beeren (Sie können Erdbeeren, Heidelbeeren, Himbeeren, Brombeeren nehmen)

Wegbeschreibung

Geben Sie die Hälfte des Joghurts in ein Glasgefäß oder eine Servierschale.

Legen Sie die Hälfte der Beeren auf die Oberseite.

Dann mit der Hälfte des Müslis bestreuen

Wiederholen Sie die Schichten.

Ernährung:

Kalorien: 244,

Natrium: 33 mg,

Ballaststoffe: 1,4 g,

Fett gesamt: 3,1 g,

Kohlenhydrate gesamt: 11,3 g,

Eiweiß: 1,4 g

Smoothies 2

Mandeln & Blaubeeren Smoothie

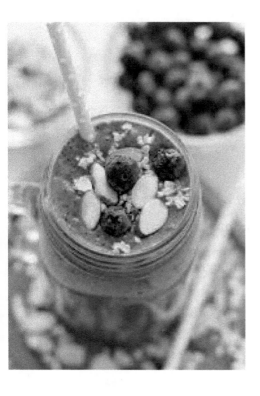

Zubereitungszeit: 5 Minuten

Kochzeit: 3 Minuten

Portionen: 2

Zutaten:

- 1/4 Tasse gemahlene Mandeln, ungesalzen

- 1 Tasse frische Heidelbeeren

- Frischer Saft einer 1 Zitrone

- 1 Tasse frisches Grünkohlblatt

- 1/2 Tasse Kokosnusswasser

- 1 Tasse Wasser

- 2 Esslöffel Naturjoghurt (optional)

Wegbeschreibung:

1. Geben Sie alle Zutaten in Ihren Hochgeschwindigkeitsmixer und pürieren Sie sie, bis Ihr Smoothie glatt ist.

2. Gießen Sie die Mischung in ein gekühltes Glas.

3. Servieren und genießen!

Ernährung:

Kalorien: 110,

Kohlenhydrate: 8g,

Proteine: 2g,

Fett: 7g,

Ballaststoffe: 2g,

Calcium 19mg,

Phosphor 16mg,

Mandeln und Zucchini Smoothie

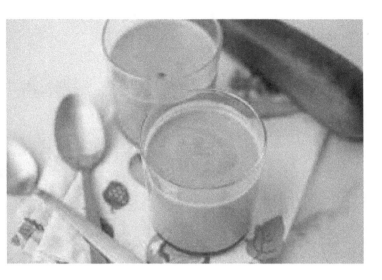

Zubereitungszeit: 5 Minuten

Kochzeit: 3 Minuten

Portionen: 2

Zutaten:

- 1 Tasse Zucchini, gekocht und püriert - ungesalzen

- 1 1/2 Tassen Mandelmilch

- 1 Esslöffel Mandelbutter (pl ain, ungesalzen)

- 1 Teelöffel reiner Mandelextrakt

- 2 Esslöffel gemahlene Mandeln oder Macadamia-Mandeln

- 1/2 Tasse Wasser

- 1 Tasse zerstoßene Eiswürfel (optional, zum Servieren)

Wegbeschreibung:

1. Geben Sie alle Zutaten aus der obigen Liste in Ihren schnelllaufenden Mixer; pürieren Sie sie 45 - 60 Sekunden lang oder nach Geschmack.

2. Mit zerstoßenem Eis servieren.

Ernährung:

Kalorien: 322,

Kohlenhydrate: 6g,

Proteine: 6g,

Fett: 30g,

Faser: 3,5g

Phosphor 26mg,

Kalium 27mg

Blaubeeren und Kokosnuss Smoothie

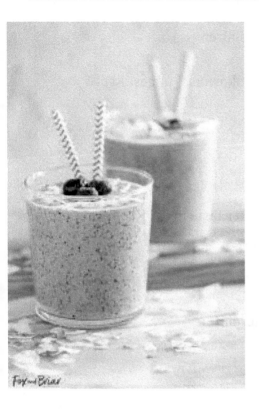

Zubereitungszeit: 5 Minuten

Kochzeit: 3 Minuten

Portionen: 5

Zutaten:

- 1 Tasse gefrorene Blaubeeren, ungesüßt

- 1 Tasse Stevia oder Erythrit-Süßstoff

- 2 Tassen Kokosnuss-Mandelmilch (aus der Dose)

- 1 Tasse frische grüne Salatblätter

- 2 Esslöffel geschredderte Kokosnuss (ungesüßt)

- 3/4 Tasse Wasser

Wegbeschreibung:

1. Geben Sie alle Zutaten aus der Liste in die Küchenmaschine oder in Ihren starken Mixer.

2. Blenden Sie 45 - 60 Sekunden lang oder nach Geschmack.

3. Bereit zum Trinken! Servieren!

Ernährung:

Kalorien: 190,

Kohlenhydrate: 8g,

Proteine: 3g,

Fett: 18g,

Calcium 79mg,

Phosphor 216mg,

Cremiges Löwenzahngrün und Sellerie-Smoothie

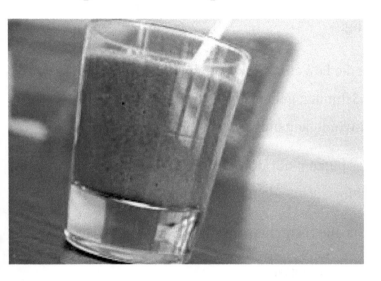

Zubereitungszeit: 10 Minuten

Kochzeit: 3 Minuten

Portionen: 2

Zutaten:

- 1 Handvoll rohes Löwenzahngrün

- 2 Staudenselleriestangen

- 2 Esslöffel Chiasamen

- 1 kleines Stück Ingwer, gehackt

- 1/2 Tasse Mandelmilch

- 1/2 Tasse Wasser

- 1/2 Tasse Naturjoghurt

Wegbeschreibung:

1. Spülen Sie die Löwenzahnblätter ab und befreien Sie sie von jeglichem Schmutz; geben Sie sie in einen Hochgeschwindigkeitsmixer.

2. Den Ingwer putzen; nur den inneren Teil aufbewahren und in kleine Scheiben schneiden; in einen Mixer geben.

3. Pürieren Sie alle restlichen Zutaten, bis sie glatt sind.

4. Servieren und genießen!

Ernährung:

Kalorien: 58,

Kohlenhydrate: 5g,

Proteine: 3g,

Fett: 6g,

Faser: 3g

Calcium 29mg,

Dunkle Rübe Greens Smoothie

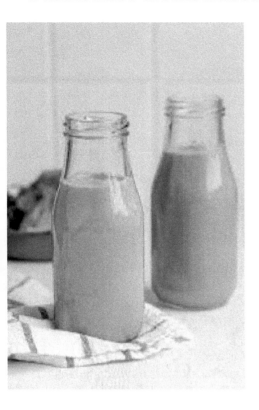

Zubereitungszeit: 10 Minuten

Kochzeit: 3 Minuten

Portionen: 2

Zutaten:

- 1 Tasse rohes Rübenkraut

- 1 1/2 Tasse Mandelmilch

- 1 Esslöffel Mandelbutter

- 1/2 Tasse Wasser

- 1/2 Teelöffel Kakaopulver, ungesüßt

- 1/4 Teelöffel Zimt

- Eine Prise Salz

- 1/2 Tasse zerstoßenes Eis

Wegbeschreibung:

1. Spülen und säubern Sie die Kohlrabi von jeglichem Schmutz.

2. Geben Sie das Rübenkraut zusammen mit allen anderen Zutaten in Ihren Mixer.

3. Pürieren Sie es 45 - 60 Sekunden oder bis es fertig ist; glatt und cremig.

4. Mit oder ohne zerstoßenes Eis servieren.

Ernährung:

Kalorien: 131,

Kohlenhydrate: 6g,

Proteine: 4g,

Fett: 10g,

Butter-Pekannuss-Kokosnuss-Smoothie

Zubereitungszeit: 5 Minuten

Kochzeit: 2 Minuten

Portionen: 2

Zutaten:

- 1 Tasse Kokosnuss-Mandelmilch, aus der Dose

- 1 Messlöffel Butter-Pekannuss-Pulvercreme

- 2 Tassen frische grüne Kopfsalatblätter, gehackt

- 1/2 Banane gefroren oder frisch

- 2 Esslöffel Stevia-Süßstoffgranulat nach Geschmack

- 1/2 Tasse Wasser

- 1 Tasse Eiswürfel zerstoßen

Wegbeschreibung:

1. Geben Sie die Zutaten aus der obigen Liste in Ihren Hochgeschwindigkeitsmixer.

2. Blenden Sie 35 - 50 Sekunden lang oder bis sich alle Zutaten gut verbunden haben.

3. Fügen Sie weniger oder mehr zerstoßenes Eis hinzu.

4. Trinken und genießen!

Ernährung:

Kalorien: 268,

Kohlenhydrate: 7g,

Proteine: 6g,

Fett: 26g,

Faser: 1,5g

Frische Gurke, Grünkohl und Himbeere Smoothie

Zubereitungszeit: 10 Minuten

Kochzeit: 3 Minuten

Portionen: 3

Zutaten:

- 1 1/2 Tassen Salatgurke, geschält

- 1/2 Tasse rohe Grünkohlblätter

- 1 1/2 Tassen frische Himbeeren

- 1 Tasse Mandelmilch

- 1 Tasse Wasser

- Zerstoßene Eiswürfel (optional)

- 2 Esslöffel natürlicher Süßstoff (Stevia, Erythrit...etc.)

Wegbeschreibung:

Geben Sie alle aufgelisteten Zutaten in einen Hochgeschwindigkeitsmixer; pürieren Sie sie 35 - 40 Sekunden lang.

In gekühlten Gläsern servieren.

Fügen Sie mehr natürlichen Süßstoff hinzu, wenn Sie möchten. Genießen Sie!

Ernährung:

Kalorien: 70,

Kohlenhydrate: 8g,

Proteine: 3g,

Fett: 6g,

Ballaststoffe: 5g

Frischer Kopfsalat und Gurken-Zitronen-Smoothie

Zubereitungszeit: 10 Minuten

Kochzeit: 3 Minuten

Portionen: 2

Zutaten:

- 2 Tassen frische Salatblätter, zerkleinert (jede Sorte)

- 1 Tasse Salatgurke

- 1 Zitrone gewaschen und in Scheiben geschnitten.

- 2 Esslöffel Chiasamen

- 1 1/2 Tasse Wasser oder Kokosnusswasser

- 1/4 Tasse Stevia-Granulat-Süßstoff (oder nach Geschmack)

Wegbeschreibung:

1. Geben Sie alle Zutaten aus der obigen Liste in den Hochgeschwindigkeitsmixer; pürieren Sie, bis alles glatt ist.

2. Gießen Sie Ihren Smoothie in gekühlte Gläser und genießen Sie ihn!

Ernährung:

Kalorien: 51,

Kohlenhydrate: 4g,

Proteine: 2g,

Fett: 4g,

Faser: 3,5g

Grüner Kokosnuss-Smoothie

Zubereitungszeit: 10 Minuten

Kochzeit: 3 Minuten

Portionen: 2

Zutaten:

- 1 1/4 Tasse Kokosnuss-Mandelmilch (aus der Dose)

- 2 Esslöffel Chiasamen

- 1 Tasse frische Grünkohlblätter

- 1 Tasse grüne Kopfsalatblätter

- 1 Messlöffel Vanille-Proteinpulver

- 1 Tasse Eiswürfel

- Granulierter Stevia-Süßstoff (nach Geschmack; optional)

- 1/2 Tasse Wasser

Wegbeschreibung:

1. Spülen und reinigen Sie den Grünkohl und die grünen Salatblätter von jeglichem Schmutz.

2. Geben Sie alle Zutaten in Ihren Mixer.

3. Mixen Sie, bis Sie einen schönen Smoothie erhalten.

4. In einem gekühlten Glas servieren.

Ernährung:

Kalorien: 179,

Kohlenhydrate: 5g,

Proteine: 4g,

Fett: 18g,

Faser: 2,5g

Calcium 22mg,

Phosphor 46mg,

Kalium 34mg

Natrium: 131 mg

Fruchtiger Smoothie

Zubereitungszeit: 10Minuten

Kochzeit: 0 Minuten

Portionen: 2

Zutaten:

- 8 oz. Obstkonserven, mit Saft

- 2 Messlöffel Molkenproteinpulver mit Vanillegeschmack

- 1 Tasse kaltes Wasser

- 1 Tasse zerstoßenes Eis

Wegbeschreibung:

1. Geben Sie zunächst alle Zutaten in einen Mixerbehälter.

2. Geben Sie 30 Sekunden lang einen Puls, bis alles gut vermischt ist.

3. Servieren Sie ihn gekühlt und frisch.

Ernährung:

Kalorien 186

Eiweiß 23 g

Fett 2g

Cholesterin 41 mg

Kalium 282 mg

Kalzium 160 mg

Faser 1,1 g

Gemischter Beeren-Protein-Smoothie

Zubereitungszeit: 10Minuten

Kochzeit: 0 Minuten

Portionen: 2

Zutaten:

- 4 oz. kaltes Wasser

- 1 Tasse gefrorene gemischte Beeren

- 2 Eiswürfel

- 1 Teelöffel Heidelbeer-Essenz

- 1/2 Tasse Schlagsahne-Topping

- 2 Messlöffel Molkenproteinpulver

Wegbeschreibung:

1. Geben Sie zunächst alle Zutaten in einen Mixerbehälter.

2. Geben Sie 30 Sekunden lang einen Puls, bis alles gut vermischt ist.

3. Servieren Sie ihn gekühlt und frisch.

Ernährungsphysiologisch:

Kalorien 104

Eiweiß 6 g

Fett 4 g

Cholesterin 11 mg

Kalium 141 mg

Calcium 69 mg

Faser 2,4 g

Pfirsich-Eiweiß-Smoothie

Zubereitungszeit: 10Minuten

Portionen: 1

Zutaten:

- 1/2 Tasse Eis
- 2 Esslöffel Eischneepulver
- 3/4 Tasse frische Pfirsiche
- 1 Esslöffel Zucker

Wegbeschreibung:

1. Geben Sie zunächst alle Zutaten in einen Mixerbehälter.
2. Geben Sie 30 Sekunden lang einen Puls, bis alles gut vermischt ist.
3. Servieren Sie ihn gekühlt und frisch.

Ernährung:

Kalorien 132

Eiweiß 10 g

Fett 0 g

Erdbeer-Frucht-Smoothie

Zubereitungszeit: 10Minuten

Kochzeit: 0 Minuten

Portionen: 1

Zutaten:

- 3/4 Tasse frische Erdbeeren
- 1/2 Tasse flüssiges pasteurisiertes Eiweiß
- 1/2 Tasse Eis
- 1 Esslöffel Zucker

Wegbeschreibung:

1. Geben Sie zunächst alle Zutaten in einen Mixerbehälter.
2. Geben Sie 30 Sekunden lang einen Puls, bis alles gut vermischt ist.
3. Servieren Sie ihn gekühlt und frisch.

Ernährung:

Kalorien 156

Eiweiß 14 g

Fett 0 g

Cholesterin 0 mg

Kalium 400 mg

Phosphor 49 mg

Kalzium 29 mg

Faser 2,5 g

Wassermelone Glückseligkeit

Zubereitungszeit: 10Minuten

Kochzeit: 0 Minuten

Portionen: 2

Zutaten:

- 2 Tassen Wassermelone

- 1 mittelgroße Salatgurke, geschält und in Scheiben geschnitten

- 2 Zweige Minze, nur Blätter

- 1 Staudenselleriestange

- Ein Spritzer Limettensaft

Wegbeschreibung:

1. Geben Sie zunächst alle Zutaten in einen Mixerbehälter.

2. Geben Sie 30 Sekunden lang einen Puls, bis alles gut vermischt ist.

3. Servieren Sie ihn gekühlt und frisch.

Ernährung:

Kalorien 156

Eiweiß 14 g

Fett 0 g

Cholesterin 0 mg

Kalium 400 mg

Kalzium 29 mg

Faser 2,5g

Cranberry-Smoothie

Zubereitungszeit: 10Minuten

Kochzeit: 0 Minuten

Portionen: 1

Zutaten:

- 1 Tasse gefrorene Preiselbeeren
- 1 mittelgroße Salatgurke, geschält und in Scheiben geschnitten
- 1 Stange Staudensellerie
- Handvoll Petersilie
- Ein Spritzer Limettensaft

Wegbeschreibung:

1. Geben Sie zunächst alle Zutaten in einen Mixerbehälter. Geben Sie 30 Sekunden lang einen Impuls, bis alles gut vermengt ist.

2. Servieren Sie ihn gekühlt und frisch.

Ernährung:

Kalorien 126

Eiweiß 12 g

Fett 0,03 g

Cholesterin 0 mg

Kalium 220 mg

Calcium 19 mg

Faser 1,4g

Orange & Sellerie Crush

Zubereitungszeit: 10 Minuten

Portionen: 1

Zutaten:

- 1 Karotte, geschält
- Stangensellerie
- 1 Orange, geschält
- ½ Teelöffel Matcha-Pulver
- Saft von 1 Limette

Wegbeschreibung:

Geben Sie die Zutaten mit so viel Wasser in einen Mixer, dass sie bedeckt sind, und pürieren Sie sie, bis sie glatt sind.

Ernährung:

Kalorien: 150,

Natrium: 31 mg,

Ballaststoffe: 1,2 g,

Fett gesamt: 2,1 g,

Kohlenhydrate gesamt: 11,2 g,

Eiweiß: 1,4 g

Cremiger Erdbeer-Kirsch-Smoothie

Zubereitungszeit: 10 Minuten

Kochzeit: 15 Minuten

Portionen: 1

Zutaten:

- 3½ Unzen. Erdbeeren
- 3,5 Unzen gefrorene entsteinte Kirschen
- Ein Esslöffel normaler Vollfettjoghurt
- 6,5 Unzen ungesüßte Sojamilch

Wegbeschreibung:

Geben Sie die Zutaten in einen Mixer und verarbeiten Sie sie, bis sie glatt sind. Servieren und genießen.

Ernährung:

Kalorien: 203,

Fett gesamt: 3,1 g,

Kohlenhydrate gesamt: 12,3 g,

Eiweiß: 1,7 g.

Grapefruit & Sellerie Explosion

Zubereitungszeit: 10 Minuten

Kochzeit: 15 Minuten

Portionen: 1

Zutaten:

- 1 Grapefruit, geschält
- Stangensellerie
- 2 Unzen Grünkohl
- ½ Teelöffel Matcha-Pulver

Wegbeschreibung:

Geben Sie die Zutaten mit Wasser in einen Mixer, um sie zu bedecken, und pürieren Sie sie, bis sie glatt sind.

Ernährung:

Kalorien: 129,

Natrium: 24 mg,

Ballaststoffe: 1,4 g,

Fett gesamt: 2,1 g,

Kohlenhydrate gesamt: 12,1 g,

Eiweiß: 1,2 g.

Walnuss & Gewürzapfel Tonic

Zubereitungszeit: 10 Minuten

Kochzeit: 15 Minuten

Portionen: 1

Zutaten:

- 6 Walnusshälften
- 1 Apfel, entkernt
- 1 Banane
- ½ Teelöffel Matcha-Pulver
- ½ Teelöffel Zimt
- Prise gemahlene Muskatnuss

Wegbeschreibung:

Geben Sie die Zutaten in einen Mixer und fügen Sie genügend Wasser hinzu, um sie zu bedecken. Blitzen Sie, bis die Zutaten glatt und cremig sind.

Ernährung:

Kalorien: 124,

Natrium: 22 mg,

Ballaststoffe: 1,4 g,

Fett gesamt: 2,1 g,

Kohlenhydrate gesamt: 12,3 g,

Eiweiß: 1,2 g

Tropischer Schokoladengenuss

Zubereitungszeit: 10 Minuten

Kochzeit: 15 Minuten

Portionen: 1

Zutaten:

- 1 Mango, geschält & entsteint
- Unze frische Ananas, zerkleinert
- 2 Unzen Grünkohl
- 1 Unze Rucola
- 1 Esslöffel 100%iges Kakaopulver oder Kakaonibs
- 1 Unze Kokosnussmilch

Wegbeschreibung:

Geben Sie die Zutaten in einen Mixer und pürieren Sie sie, bis sie glatt sind. Sie können ein wenig Wasser hinzufügen, wenn es zu dickflüssig erscheint.

Ernährung:

Kalorien: 192,

Natrium: 26 mg,

Ballaststoffe: 1,3 g,

Fett gesamt: 4,1 g,

Kohlenhydrate gesamt: 16,6 g,

Eiweiß: 1,6 g.

Smoothies 3

Beeren-Gurken-Smoothie

Zubereitungszeit: 10Minuten

Kochzeit: 0 Minuten

Portionen: 1

Zutaten:

- 1 mittelgroße Salatgurke, geschält und in Scheiben geschnitten

- ½ Tasse frische Heidelbeeren

- ½ Tasse frische oder gefrorene Erdbeeren

- ½ Tasse ungesüßte Reis-Mandel-Milch

- Stevia, nach Geschmack

Wegbeschreibung:

1. Geben Sie zunächst alle Zutaten in einen Mixerbehälter.

2. Geben Sie 30 Sekunden lang einen Puls, bis alles gut vermischt ist.

3. Servieren Sie ihn gekühlt und frisch.

Ernährung:

Kalorien 141

Eiweiß 10 g

Kohlenhydrate 15 g

Fett 0 g

Natrium 113 mg

Kalium 230 mg

Phosphor 129 mg

Himbeer-Pfirsich-Smoothie

Zubereitungszeit: 10Minuten

Kochzeit: 0 Minuten

Portionen: 2

Zutaten:

- 1 Tasse gefrorene Himbeeren

- 1 mittlerer Pfirsich, entkernt, in Scheiben geschnitten

- ½ Tasse Seidentofu

- 1 Esslöffel Honig

- 1 Tasse ungesüßte Vanille-Mandelmilch

Wegbeschreibung:

1. Geben Sie zunächst alle Zutaten in einen Mixerbehälter.

2. Geben Sie 30 Sekunden lang einen Puls, bis alles gut vermischt ist.

3. Servieren Sie ihn gekühlt und frisch.

Ernährung:

Kalorien 132

Eiweiß 9 g.

Kohlenhydrate 14 g

Natrium 112 mg

Kalium 310 mg

Phosphor 39 mg

Kalzium 32 mg

Power-Boosting-Smoothie

Zubereitungszeit: 5 Minuten

Kochzeit: 0 Minuten

Portionen: 2

Zutaten:

- ½ Tasse Wasser

- ½ Tasse milchfreies Schlagsahne-Topping

- 2 Messlöffel Molkenproteinpulver

- 1½ Tassen gefrorene Heidelbeeren

Wegbeschreibung:

1. Geben Sie alle Zutaten in einen Hochgeschwindigkeits-Mixer und pulsieren Sie, bis sie glatt sind.

2. In 2 Portionsgläser füllen und sofort servieren.

Ernährung:

Kalorien 242

Fett 7g

Kohlenhydrate 23,8g

Eiweiß 23,2g

Kalium (K) 263mg

Natrium (Na) 63mg

Phosphor 30 mg

Unverwechselbarer Ananas-Smoothie

Zubereitungszeit: 5 Minuten

Kochzeit: 0 Minuten

Portionen: 2

Zutaten:

- ¼ Tasse zerstoßene Eiswürfel

- 2 Messlöffel Vanille-Molkenproteinpulver

- 1 Tasse Wasser

- 1½ Tassen Ananas

Wegbeschreibung:

1. Geben Sie alle Zutaten in einen Hochgeschwindigkeits-Mixer und pulsieren Sie, bis sie glatt sind.

2. In 2 Portionsgläser füllen und sofort servieren.

Ernährung:

Kalorien 117

Fett 2.1g

Kohlenhydrate 18,2g

Eiweiß 22,7g

Kalium (K) 296mg

Natrium (Na) 81mg

Phosphor 28 mg

Stärkende Smoothie-Schale

Zubereitungszeit: 5 Minuten

Kochzeit: 4 Minuten

Portionen: 2

Zutaten:

- ¼ Tasse frische Heidelbeeren
- ¼ Tasse fettfreien griechischen Joghurt ohne Fett
- 1/3 Tasse ungesüßte Mandelmilch
- 2 Esslöffel Molkenproteinpulver
- 2 Tassen gefrorene Heidelbeeren

Wegbeschreibung:

1. Geben Sie die Blaubeeren in einen Mixer und pulsieren Sie etwa 1 Minute lang.

2. Fügen Sie Mandelmilch, Joghurt und Proteinpulver hinzu und pulsieren Sie bis zur gewünschten Konsistenz.

3. Geben Sie die Mischung gleichmäßig in 2 Schüsseln.

4. Mit dem Topping aus frischen Heidelbeeren servieren.

Ernährung:

Kalorien 176

Fett 2.1g

Kohlenhydrate 27g

Eiweiß 15,1g

Kalium (K) 242mg

Natrium (Na) 72mg

Phosphor 555,3 mg

Ananassaft

Zubereitungszeit: 5 Minuten

Kochzeit: 0 Minuten

Portionen: 2

Zutaten:

- ½ Tasse Ananas in Dosen

- 1 Tasse Wasser

Richtung:

1. Mixen Sie alle Zutaten und servieren Sie sie auf Eis.

Ernährung:

Kalorien 135

Eiweiß 0 g

Kohlenhydrate 0 g

Fett 0 g

Natrium (Na) 0 mg

Kalium (K) 180 mg

Grapefruit-Sorbet

Zubereitungszeit: 10 Minuten

Kochzeit: 5 Minuten

Portionen: 6

Inhaltsstoffe

- ½ Tasse Zucker
- ¼ Tasse Wasser
- 1 frischer Thymianzweig
- Für das Sorbet
- Saft von 6 rosa Grapefruits
- ¼ Tasse Thymian einfacher Sirup

Wegbeschreibung:

1 Geben Sie den Grapefruitsaft und ¼ Tasse einfachen Sirup in einen Mixer und verarbeiten Sie ihn.

2 In einen luftdichten Behälter geben und 3 bis 4 Stunden einfrieren, bis sie fest sind. Servieren.

3   Tipp zum Auswechseln: Versuchen Sie es mit anderen Zitrusfrüchten, wie z. B. Mangos, Zitronen oder Limetten, um einen ebenso köstlichen Genuss zu erhalten.

Ernährung:

Kalorien 117

Fett 2.1g

Kohlenhydrate 18,2g

Eiweiß 22,7g

Kalium (K) 296mg

Natrium (Na) 81mg

Phosphor 28 mg

Apfel und Heidelbeere Crisp

Zubereitungszeit: 1 Stunde 10 Minuten

Kochzeit: 1 Stunde

Portionieren: 8

Zutaten:

- Knackig
- 1/4 Tasse brauner Zucker
- 1 1/4 Tassen schnell kochende Haferflocken
- 6 Esslöffel ungehärtete geschmolzene Margarine
- 1/4 Tasse Allzweckmehl (ungebleicht)

Füllung:

- 2 Esslöffel Speisestärke
- 1/2 Tasse brauner Zucker
- 2 Tassen gehackte oder geriebene Äpfel
- Tassen gefrorene oder frische Heidelbeeren (nicht aufgetaut)
- 1 Esslöffel frischer Zitronensaft
- 1 Esslöffel geschmolzene Margarine

Wegbeschreibung:

1   Heizen Sie den Ofen auf 350°F mit dem Rost in der mittleren Position vor.

2   Geben Sie alle trockenen Zutaten in eine Schüssel, dann die Butter und rühren Sie, bis sie angefeuchtet ist. Stellen Sie die Mischung beiseite.

3   Mischen Sie die Maisstärke und den braunen Zucker in einer quadratischen Auflaufform (20 cm). Fügen Sie Zitronensaft und die restlichen Früchte hinzu. Schwenken, um die Mischung zu vermengen. Die Knuspermischung hinzufügen und backen, bis der Knusper goldbraun wird (oder 55 Minuten bis 1 Stunde). Sie können entweder kalt oder warm servieren.

Ernährung:

Kalorien 127

Fett 2.1g

Kohlenhydrate 18,2g

Eiweiß 22,7g

Kalium (K) 256mg

Natrium (Na) 61mg

Phosphor 28 mg

Mini-Ananas-Kuchen umgedreht

Zubereitungszeit: 50 Minuten

Kochzeit: 50 Minuten

Portionieren: 12

Zutaten:

- 1 Esslöffel geschmolzene, ungesalzene Butter
- 12 ungesüßte Ananasscheiben aus der Dose
- 1/3 Tasse verpackter brauner Zucker
- 2/3 Tasse Zucker
- frische Kirschen, halbiert und entkernt
- 1 Esslöffel Rapsöl
- 2/3 Tasse Mandelmilch (fettfrei)
- ½ Esslöffel Zitronensaft
- 1 großes Ei
- 1-1/3 Tassen Kuchenmehl
- 1/4 Esslöffel Vanilleextrakt
- 1/4 Teelöffel Salz
- 1-1/4 Teelöffel Backpulver

Wegbeschreibung:

1 Bestreichen Sie ein Muffinblech für 12 Portionen mit Butter oder verwenden Sie eine quadratische Backform.

2 Streuen Sie etwas braunen Zucker in jeden der Abschnitte.

3 Zerdrücken Sie jeweils 1 Ananasscheibe, um die Form der Tasse zu erhalten. Legen Sie 1 halbe Kirsche mit der Schnittseite nach oben in die Mitte der Ananas.

4 Nehmen Sie eine große Schüssel und schlagen Sie das Ei, die Mandelmilch und die Extrakte, bis alles gleichmäßig vermengt ist.

5 Rühren Sie das Mehl, das Salz und das Backpulver in die Zuckermischung ein, bis eine homogene Masse entsteht, und gießen Sie sie in den in der Muffinform vorbereiteten Teig.

6 Backen Sie die Muffins bei 350°, bis ein Zahnstocher eintaucht und sauber herauskommt (oder 35-40 Minuten lang). Drehen Sie das Muffinblech sofort um und lassen Sie die gebackenen Kuchen auf einen Servierteller fallen. (Falls nötig, können Sie einen kleinen Spatel oder ein Buttermesser verwenden, um sie vorsichtig aus der Form zu lösen).

7 Warm servieren.

Ernährung:

Kalorien 119; Fett 2.1g; Kohlenhydrate 16,2g; Eiweiß 22,7g; Kalium (K) 296mg; Natrium (Na) 81mg; Phosphor 28 mg

Himbeer-Gurken-Smoothie

Zubereitungszeit: 5 Minuten

Kochzeit: 5 Minuten

Portionen: 2

Zutaten:

- 1 c. frische oder gefrorene Himbeeren

- ½ c. gewürfelte englische Gurke

- 1 c. Selbstgemachte Reismilch (oder ungesüßte gekaufte Milch) oder Mandelmilch

- 2 Teelöffel Chiasamen

- 1 Teelöffel Honig

- 3 Eiswürfel

Wegbeschreibung:

1. Geben Sie die Himbeeren, die Gurke, die Reismilch, die Chiasamen und den Honig in einen Mixer. Pürieren Sie dann, bis alles glatt ist.

2. Fügen Sie die Eiswürfel hinzu. Pürieren Sie dann, bis die Masse dick und glatt ist.

3. Gießen Sie es in zwei hohe Gläser. Sofort servieren.

Ernährung:

Kalorien: 125

Fett: 1.1g

Kohlenhydrate: 23.5g

Eiweiß: 6g

Natrium: 44mg

Kalium: 199mg

Phosphor: 54mg

Fazit

Smoothies sind das Nonplusultra der trinkbaren Wohlfühlkost. Sie sind ein einfacher Weg, um Ihrem Körper eine Menge Vitamine, Nährstoffe und Antioxidantien zuzuführen und eine schnelle Energiequelle zu bieten.

Avocados sind eine der nährstoffreichsten Früchte, die Sie essen können. Smoothies sind eine großartige Möglichkeit, eine Menge Nährstoffe in einer kleinen Menge an Nahrung zu verpacken. Smoothies sind auch eine gute Möglichkeit, um sicherzustellen, daß Du eine Vielzahl von verschiedenen Früchten und Gemüsesorten zu Dir nimmst, selbst wenn Du kein großer Fan von einigen von ihnen bist. Smoothies sind eine gute Möglichkeit, mehr Gemüse in Ihre Ernährung aufzunehmen und sind eine tolle Frühstücksoption, wenn Sie unter Zeitdruck stehen. Smoothies sind auch einfach zu machen. Gib einfach ein paar Zutaten in einen Mixer und püriere sie.

Smoothies sind der perfekte Weg, um eine Tonne Nährstoffe und Antioxidantien in einer leckeren, bequemen und leicht verdaulichen Mahlzeit zu bekommen. Smoothies eignen sich hervorragend zum Frühstück, Mittag- oder Abendessen und können mit oder ohne Mischung zubereitet werden.